De la Vaccine,

ET DES MOYENS

DE LA PROPAGER;

Par

M. Nugue-Delille.

De La Vaccine,

ET DES MOYENS

DE LA PROPAGER;

Par

M. NUGUE-DELILLE,

Docteur en médecine, à Aiguillon,

(LOT—ET—GARONNE)

Ex médecin en chef des hôpitaux militaires de Cologne, membre correspondant de la Société de médecine de Liège, de l'Athénée de Montpellier, et de la Société d'agriculture, sciences et arts d'Agen.

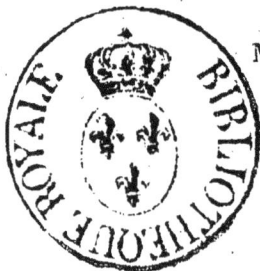

> .... Variabimus artes :
> Mille mali species, mille saluti erunt.
> OVIDE.

Agen,

PROSPER NOUBEL, IMPRIMEUR DU ROI.

1830.

A Monsieur

Le Baron Feutrier,

Officier de l'Ordre royal de la Légion d'Honneur,

Conseiller=d'Etat,

Préfet de Lot-et-Garonne,

OFFERT

Comme un gage de la haute confiance qu'il inspire
aux amis des sciences et de l'humanité,

Par B. Nuque-Delille,

DOCTEUR EN MÉDECINE.

Introduction.

La découverte de la vaccine a donné lieu, dans toute l'Europe, à un grand nombre d'écrits, mais plus particulièrement en France. Il n'est guère de praticiens, parmi ceux qui s'en sont occupés, qui n'ait voulu payer son tribut sur cette matière. Il en est peu qui se soient élevés contre ses résultats avantageux ; le plus grand nombre en a signalé les bienfaits.

Le sort de toutes les nouvelles découvertes est le même. Quelqu'utiles qu'elles soient, elles sont destinées à subir les plus rudes épreuves de la part des hommes de la science, et de celle du public. Peu éclairés ou injustes, les uns et les autres laissent souvent errer au hasard les systèmes les plus vrais et les plus importans. Mais si parfois et pour un temps, ils éprouvent l'injustice d'être oubliés, du moins tôt ou tard, la force de la vérité, soutenue par la main courageuse de la philosophie, s'échappe et brise la digue qui voulait la retenir.

Dans un siècle où la science médicale ne fait guère plus de mystère à l'homme éclairé de ce qui est utile à ses besoins et nécessaire à sa santé, le médecin philantrope, l'ami, le protecteur de l'humanité, a une tâche noble à remplir envers elle; il doit la faire pénétrer dans la classe la plus nombreuse et la moins éclairée de la société; il doit la dépouiller des préjugés de l'ignorance et briser le joug du fanatisme, à la faveur duquel elle ne trouve que des consolations passagères et toujours fallacieuses.

Si je pouvais atteindre ce but, je croirais avoir rempli un vide immense qui, à la honte des progrès de notre siècle, existe encore dans les fastes de la vaccine; mais tous mes efforts seraient vains si l'autorité publique, les premiers magistrats du royaume, ne venaient les soutenir, les protéger à la fois par leurs vœux et leur puissance.

Nous comptons aujourd'hui sur leur appui, car nous attendons le jour où doivent se réaliser les espérances de la patrie.

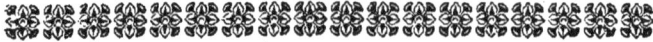

DE
LA VACCINE,

ET DES

MOYENS DE LA PROPAGER,

PAR

M. Nugue-Delille.

✤

Histoire de la Vaccine.

✤

Les médecins ont long-temps ignoré le premier auteur de la découverte du virus vaccin et la possibilité de son transport sur l'homme ; ils ne savaient pas non plus à quel pays appartenait le droit de revendiquer une idée si sublime, et jusqu'à ce qu'on eût découvert la vérité, l'Anglais Edouard Jenner et sa patrie ont reçu les honneurs du triomphe. Il est donc bien vrai de dire, que l'annonce d'une découverte quelconque rappelle toujours des faits isolément observés ; et souvent celui auquel on attribue tout l'honneur, n'a que l'avantage d'avoir publié le premier une observation que d'autres avaient faite avant lui, mais à laquelle ils n'avaient donné aucune publicité ; c'est ce qui est arrivé relativement à la vaccine. Depuis vingt et un an que l'on s'occupe de sa propagation en France, on recueille des faits épars qui prouvent que la propriété anti-variolique de la maladie des vaches était connue bien avant que le célèbre Jenner publiât ses premiers travaux.

On vient de découvrir, dans le *Santeya-Gratham*, ouvrage shanscrit, attribué à d'Hauvantori, ouvrage par conséquent très-ancien, des preuves que l'inoculation de la vaccine était connue des auteurs Indous, qui, dans les temps reculés, ont écrit sur la médecine ; l'auteur décrit neuf espèces de petite vérole, dont il reconnaît que trois sont incurables ; et il ajoute :

« Prenez le fluide du bouton du pis d'une
» vache ou du bras d'un homme, entre l'é-
» paule et le coude, sur la pointe d'une lan-
» cette, et piquez-en le bras entre l'épaule et le
» coude, jusqu'à ce que le sang paraisse. Le
» fluide se mêlant avec le sang, il en résultera

» la fièvre de la petite vérole. La petite vérole,
» produite par le fluide tiré du bouton du pis
» de la vache, sera aussi bénigne que la maladie
» naturelle ; elle ne doit pas occasionner d'a-
» larme, et n'exigera pas de traitement médi-
» cal ; le bouton pour être parfait doit être
» d'une bonne couleur rouge ; on ne doit pas
» craindre alors d'être attaqué de la petite vé-
» role pendant le reste de sa vie. »

» Quand l'inoculation a lieu par le fluide pro-
» venant du bouton du pis d'une vache, quelques
» personnes ont une fièvre légère pendant deux
» ou trois jours. » Ces détails précieux sont con-
firmés par d'autres qui ont été recueillis à une
époque plus rapprochée dans les mêmes contrées.

Le *Nawaut Mirza-Mehedy-Eli-Khan* ayant,
en 1803, son fils malade dans la ville de Chaza-
Poar, district de Benaris, fit venir un bramine
nommé *Alep-Choby*, qui s'occupait plus particulièrement de cette maladie. Ce bramine, arrivé le neuvième jour de l'éruption, témoigna le
regret de ne pas avoir été appelé plutôt, et ajouta
qu'il eût pu la prévenir.

« Je garde, dit-il, un fil trempé dans la ma-
» tière qui découle de la pustule de la vache,
» et ce fil me donne le moyen de procurer à
» volonté une éruption facile ; je passe dans une

» aiguille le fil imprégné que j'insinue entre
» l'épiderme et la chair de l'enfant, dans la
» partie supérieure du bras où je le laisse. Ce fil
» procure toujours une éruption facile; il ne
» sort qu'un très-petit nombre de pustules, et
» jamais aucun enfant ne meurt de cette ma-
» ladie. »

Les annales de chimie et de physique (tome
X, mars 1819), contiennent une lettre de
M. W. Bruce, consul à Bushire, adressée à
M. W. Erskeire, de Bombay, la voici : « Je
» vous annonçai que la vaccine (the cow-pox)
» était connue en Perse parmi la tribu nomade
» des Eliaaz. Depuis mon retour à Bushire, j'ai
» pris à ce sujet les plus exactes informations
» auprès des individus de cette peuplade, qui
» y viennent l'hiver pour vendre de la laine,
» du beurre et du fromage. Tous les Eliaaz aux-
» quels je me suis adressé, m'ont assuré que
» ceux d'entr'eux qui sont employés à traire
» les troupeaux, gagnent une maladie qui les
» préserve parfaitement de la petite vérole. »

Le passage suivant, tiré de l'*Essai politique
sur le royaume de la nouvelle Espagne*, par M.
de Humboldt, montre que les habitans de la
Cordillière des Andes avaient aussi remarqué
l'effet préservatif du virus vaccin. « On avait

» inoculé (1802) la petite vérole , dans la mai-
» son du marquis Valleumbrose, à un nègre
» esclave ; il n'eut aucun symptôme de la ma-
» ladie. On voulut répéter l'opération lorsque
» le jeune homme déclara qu'il était bien sûr
» de ne jamais avoir la petite vérole, parce
» qu'en trayant les vaches de la Cordillière des
» Andes, il avait eu une sorte d'éruption cu-
» tanée , causée , au dire d'anciens pâtres
» indiens, par le contact de certains turber-
» cules que l'on trouve quelquefois au pis des
» vaches. Ceux qui ont eu cette éruption ,
» disait le nègre, n'ont jamais la petite vérole. »
Nous pouvons ajouter à ces documens, d'autres
faits qui ne nous paraissent pas moins importans, et qui prouvent que la vaccine était connue et propagée long-temps avant les premières expériences du docteur *Jenner*. Il est
constant que dans différentes parties du Dé-
vonshire, du Sommerset, du Liscestershire, du
Midlesex, on sait, par une tradition dont il est
impossible de fixer le point de départ, que les
individus qui , en trayant des vaches, contrac-
tent des pustules aux mains, sont par la suite
exempts de la petite vérole.

M. Fowster, chirurgien à Tornbury, et le
docteur Johnston, célèbre inoculateur de la pe-

tite vérole, trouvèrent en 1768 un grand nombre
de paysans auxquels ils inoculèrent la petite vérole, sans pouvoir la leur faire contracter. Ces
paysans les assurèrent que cette résistance à
contracter la contagion, provenait de ce qu'ils
avaient eu la vaccine. Ils firent alors beaucoup
de recherches, et trouvèrent que cette observation était très-juste. M. Fowster en fit l'objet
d'un rapport qu'il adressa à la société de médecine de Londres; mais ce premier aperçu tomba
dans un oubli profond. Il paraît que c'est en
France, en 1781, que l'idée première de la possibilité du transport d'une éruption de la vache
sur l'homme a eu lieu; que cette idée, émise
par un Français devant un médecin anglais, a
été communiquée par ce dernier au docteur
Edouard Jenner, qui ensuite aurait appliqué
toute son attention à ce sublime projet, aurait
consulté les traditions populaires du pays où il
exerçait la médecine, et aurait été conduit,
par la seule force de son génie, à lui donner
toute l'extension dont il était susceptible. C'est
M. Chaptal, professeur honoraire de la Faculté
de médecine de Montpellier, et aujourd'hui pair
de France, qui a transmis au comité central
établi près du ministère de l'intérieur, les faits
suivans, qui ne nous laissent aucune espèce de

doute sur l'origine vraiment française de la vaccine.

M. Rabaut-Pommier, ministre protestant à
Montpellier, avant la révolution, avait été
frappé de ce que, dans le Midi, on confondait
sous le nom de *picotte* la petite vérole de
l'homme, le claveau des moutons, etc. Il en
parlait un jour à un agriculteur des environs de
Montpellier, qui, pour donner à l'observation
de M. Rabaut un degré d'intérêt de plus, et
pour augmenter en même temps l'énumération
des animaux qui avaient la picotte, lui dit avoir
observé cette picotte sur le trayon des vaches, et
il ajouta, que le cas était très-rare et la maladie
très-bénigne.

A cette époque (1781), il y avait à Montpellier un riche négociant de Bristol nommé M. Irland, qui depuis plusieurs années venait y
passer les hivers avec un médecin anglais, le
docteur Pew. M. Rabaut, qui s'était lié intimé-
ment avec eux, leur observa, un jour que la
conversation roulait sur l'inoculation, qu'il serait probablement avantageux d'inoculer à
l'homme la picotte des vaches, parce qu'elle
était constamment sans danger. On discuta
longuement sur cet objet, et le docteur Pew
ajouta qu'aussitôt qu'il serait de retour en

Angleterre, il proposerait ce nouveau genre d'inoculation à son ami le docteur Jenner. Plusieurs années après (1799), M. Rabaut entendant parler de la découverte de la vaccine, crut voir réaliser la proposition qu'il avait faite, et écrivit à M. Irland pour lui rappeler leur conversation à ce sujet.

M. Irland lui répondit, par deux lettres dont M. Chaptal a lu l'original, qu'il se rappelait fort bien tout ce qui avait été dit à Montpellier, la promesse qu'avait faite M. Pew de parler au docteur Jenner, mais il ne parlait pas de ce qu'avait pu faire le docteur Pew à son retour en Angleterre.

Tels sont les faits dans leur plus stricte simplicité; nous les présentons sans aucune espèce d'apprêt, et nous pensons qu'après en avoir lu l'exposition ou peut en conclure avec justice que, sans rien ôter du mérite de l'illustre Jenner, qui a étudié, approfondi, expérimenté et fait connaître à l'Univers entier tout ce qui est relatif à la vaccine, notre patrie peut réclamer sa part de cette heureuse invention, qu'elle doit en revendiquer l'idée mère et première, et que les Anglais, qui ont enlevé à Pascal sa presse hydraulique, à Dalesme sa pompe à feu, à Lebon son thermolampe, à Montalembert ses

affûts de marine, à Guyton-Morveau ses moyens
de désinfection, à Curaudeau sa théorie du chlo-
re, au chevalier Paulet sa méthode d'enseigne-
ment mutuel, qu'ils ont appelée méthode à la
Lancastre, se sont également appropriés tout le
mérite d'une découverte dont la première pensée
leur a été donnée par un Français.

Convenons, cependant, que si l'immortel
Jenner n'est pas, à proprement parler, l'inven-
teur de la découverte de la vaccine, il a eu le mérite et le talent d'en tirer tous les avantages que
les premiers observateurs n'avaient fait qu'indi-
quer ou entrevoir. Ce fut lui qui publia le premier ouvrage sur cette étonnante propriété anti-
variolique ; le bruit que fit cet ouvrage fut
quelque temps à parvenir en France ; mais un
homme dont le nom s'associe à toutes les idées
de philantropie et d'utilité générale, M. le duc
de Larochefoucauld, éveilla l'attention de tous
les esprits éclairés sur cet objet important. Les
troubles de la patrie l'avaient forcé de chercher
un asile sur une terre étrangère ; il lui rapporta
en échange de sa proscription, un incalculable
bienfait, le procédé de l'inoculation de la vaccine.

Une grande émulation, une rivalité de gloire
s'établit alors sur tous les points de la France,
et jamais peut-être une question de médecine

ne fut soumise à une discussion plus solennelle. Un grand nombre de comités s'établirent pour suivre en commun des essais : un si noble zèle fut bientôt couronné par d'utiles succès.

Le rapport que M. Hallé fit à l'institut national, le 14 mars 1803, celui que le comité des souscripteurs publia à la même époque, déterminèrent le gouvernement à faire de la propagation de la vaccine un objet d'administration publique.

M. Chaptal, alors ministre de l'intérieur, convaincu que ses progrès n'avaient besoin, pour recevoir toute l'extension dont ils étaient susceptibles, que d'un mode uniforme et régulier de propagation, ordonna à tous les préfets d'entretenir avec lui une correspondance régulière sur tous les objets relatifs à la vaccine et aux épidémies varioliques ; voulant centraliser dans le ministère tout ce qui était relatif à cet objet d'hygiène publique, il chargea le comité central de Paris de rédiger des instructions auxquelles il était tenu de se conformer ; ce fut aussi le comité qui fut chargé de la correspondance avec les préfets.

Le comité central non-seulement satisfait de répandre l'usage de la vaccine en France, mettait également le plus grand prix à la faire pénétrer dans l'étranger. Par ses soins la Hollande, la république de Gênes, la principauté de Monaco, Stockholm et Madrid furent pourvus de matières vaccinales.

Dans le Hanovre, elle était devenue l'objet des travaux de MM. Stromeyer et Ballhorn ; ces médecins annoncèrent leurs succès dans le Magasin de Hanovre en 1803. A Francfort, elle fixait l'attention de l'un des médecins les plus célèbres de nos jours, le docteur Sœmméring A Iéna, M. Hufeland s'en occupait et publiait des notes importantes sur cette méthode.

En Prusse, après quelques hésitations, comme à Vienne, le gouvernement prit le parti de l'encourager, sous les auspices du chef du collége de médecine, le ministre Schulemberg.

La vaccine avait été également introduite en Russie par les soins éclairés du docteur Schulze médecin de Prusse; elle y fut accueillie avec rereconnaissance. Malgré la prévention des Turcs, toujours ennemis des découvertes, elle avait été introduite en 1802 jusque dans le sérail, par les soins du docteur Raini, médecin du grand-Seigneur. Mais de là aux Indes la distance est si grande, que quoique le bruit de cette découverte y eût fait déjà une grande sensation, on n'était point parvenu encore à en faire jouir ce malheureux pays. Les Anglais y avaient envain envoyé à plusieurs reprises des fils et des verres bien imprégnés, ils avaient toujours manqué. Enfin, M. Decarro envoya à Bagdad des lances d'argent pur, de vermeil et d'ivoire, des verres remplis de charpie anglaise imprégnée de vaccin liquide, et le vaccin arrivé encore liquide sur les bords du Tigre, réussit au premier essai. Ce vaccin avait été recueilli sur un enfant vacciné avec de la matière expédiée de Milan par le docteur *Sacco*, et était originaire des vaches de la Lombardie.

De Bagdad la vaccine pénétra dans les îles de Ceylan, Sumatra, Maurice, Mascareigne, dans les royaumes de Mysore, à Bassora, à Bombay, à Hyderabad, tout le long de la côte de Coromandel, dans les provinces du Canara et du Malabar, et enfin dans toute l'Inde, avec une rapidité qui a surpassé l'empressement de presque tous les peuples de l'Europe. En Amérique, elle était accueillie comme une pratique avantageuse pour l'humanité par M. Jefferson, président des Etats-Unis, qui soumit dix-huit personnes de sa famille à cette inoculation.

Tous les rois de l'Europe ont plus ou moins favorisé la propagation de la vaccine dans leurs états respectifs ; plusieurs ont étendu ses bienfaits jusqu'au-delà des mers. Mais rien ne peut se comparer, en fait de tentatives pour la propagation de la vaccine, au voyage entrepris autour du monde par ordre du gouvernement espagnol, dans le but de répandre cette méthode: Dom S. X. Balmis, chirurgien extraordinaire de S. M. C. Charles IV, a fait ce voyage dans le but unique de procurer à toutes les possessions de la couronne d'Espagne situées au-delà des mers, ainsi qu'à beaucoup d'autres contrées, le bienfait inestimable de la vaccination. C'est ainsi que par le zèle soutenu de quelques médecins, par le désintéressement de tous, par l'action bien entendue de l'autorité, par une entreprise qu'on pourrait appeler gigantesque, et qui peut en partie laver les Espagnols des opprobres dont ils se sont couverts dans le Mexique, on est parvenu à répandre la vaccine dans la plus grande partie du globe.

Je borne à ces détails tout ce que j'ai pu rassembler sur l'histoire de la propagation de la vaccine.

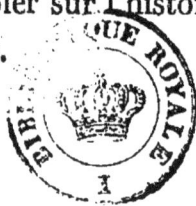

Des obstacles que la Vaccine rencontre encore dans sa Propagation.

———

Malgré l'évidence et la multiplicité des faits qui constatent l'innocuité, les avantages et l'efficacité de la vaccine pour garantir de la petite vérole, il n'est point de pays où cette méthode ait été l'objet d'un aussi grand nombre de sarcasmes et d'objections ridicules qu'en Angleterre et en France ; plusieurs de ses détracteurs, font journellement encore tous leurs efforts pour en arrêter la propagation, entretenir l'erreur, l'ignorance, les préjugés du public, et ramener autant qu'il leur est possible, à l'inoculation de la petite vérole, qui était pour ceux qui la pratiquaient une source féconde de réputation et d'argent.

Par quelle déplorable fatalité nous éloignons-nous chaque jour du but où nous tendons, et laissons-nous les difficultés se multiplier sous nos pas ? Le spectacle de ces deux philosophes de l'antiquité, dont l'un ne cessait jamais de rire et l'autre de pleurer sur l'aveuglement de notre espèce, se continue-t-il toujours ? Les ténèbres de l'erreur sont-elles donc si épaisses que le flambeau de la raison ne puisse les dissiper ? Sera-ce donc envain que les amis de l'humanité, les sensibles philantropes, consacreront leurs veilles au bonheur de leurs semblables ? Les secrets qu'il vont dérober avec des peines infinies, jusque dans le sanctuaire obscur et presque impénétrable de la nature, seront-ils donc l'objet du rebut et du mépris de ceux pour qui ils étaient destinés, et les deux nations les plus éclairées seront-elles les seules à montrer une résistance qui les avilit et les déshonore ?

Je le dis à regret, mais un impérieux devoir m'en fait un loi, voué par serment et par affection au soulagement de l'humanité souffrante, je ne dois point laisser ignorer au digne Préfet à qui nous avons déjà donné nos cœurs, et sur qui nous fondons nos espérances, qu'au 19.me siècle, sous le meilleur des Rois, la découverte la plus utile, la plus intéressante dont la médecine puisse s'honorer ; celle qui doit préserver la moitié ou les six dixièmes de la population d'une mort prématurée et inévitable ; la vaccine, enfin, trouve des détracteurs et rencontre des obstacles dans sa marche et dans ses progrès.

J'ajouterai, en m'adressant toujours à cet

administrateur éclairé, qui ne cherche à augmenter sa gloire que par de nouveaux bienfaits,
que la déconsidération et le mépris marchent
ensemble contre la vaccine , et cherchent à lui
contester sa vertu préservative ; et ce qu'il y a
de plus malheureux, c'est que le peuple n'entend
guère plus la voix des magistrats que celle du
médecin ; fier de son erreur il vit tout entier
sous l'empire du fanatisme et de l'incrédulité !

J'en appelle à tout homme éclairé, et dégagé
de tout esprit de système ; qui pouvait ne pas
prévoir une telle catastrophe , lorsque des hommes d'un rang élevé et appartenant aux sciences, ont hautement proclamé que rien n'était
plus aisé que de connaître la vaccine ; le comité
central a paru adopter cette même idée , puisque dans son rapport , il dit formellement que
les accoucheuses, les mères de famille, les nour-
rices peuvent vacciner leurs enfans au moyen
d'une aiguille ou de tout autre instrument.

Fatale erreur, dont la funeste influence nuit
chaque jour à la propagation de ce bienfait inestimable !

En confiant cette opération à des mains peu
habiles et à des inoculateurs sans connaissances,
la vaccine manquera souvent son but , parce
qu'on laissera altérer le virus vaccinique et qu'on

ne connaîtra pas non plus le caractère distinctif de la vraie vaccine , qu'on ne saura la distinguer de la fausse , et par ce défaut de discernement, ils fourniront nécessairement de nouvelles armes aux ennemis de la vaccine , et de plus ils tromperont l'espoir de ceux qui leur auront confié leurs enfans.

Quoi ! si rien n'est plus aisé que de connaître la vaccine , pourquoi tant de gens éclairés , jouissant d'une réputation de science bien méritée et non équivoque, l'ont-ils eux-mêmes méconnue, quoiqu'ils en eussent les descriptions les plus exactes ; à combien plus forte raison ne sommes-nous pas fondés à croire que si sa propagation était indifféremment confiée au peuple , nous verrions se renouveler les accidens primitifs, par l'impossibilité où le mettrait son peu d'instruction de suivre le sentier de la bonne observation , et de savoir distinguer le faux vaccin du vrai ; ce qui demande des connaissances et une attention soutenue qu'il n'y pourrait pas apporter.

Sous l'administration du Préfet , prédécesseur de M. le baron Feutrier, la vaccine n'était pas en honneur ; elle ne recevait point la protection ni l'appui qu'elle méritait à tant de

2

titres, d'après l'importance et la grande part qu'elle a dans le bonheur des familles.

On prétendait faire assez, pour cette utile découverte et pour sa propagation, en la confiant arbitrairement à un médecin pour le département, dont la mission se bornait à se transporter une fois tous les ans dans chaque commune pour y pratiquer la vaccination, et en repartir aussitôt pour n'y reparaître que l'année d'après : ainsi le médecin vaccinateur se trouvait investi à la fois d'une charge importante et d'une grande responsabilité, puisqu'il avait dans ses mains les intérêts les plus chers à la société et à la science : en lui accordant un grand zèle et une capacité peu ordinaires, je demanderai à ce médecin privilégié ce qu'il pouvait faire pour remplir dignement une tâche si difficile. Etait-il dans l'ordre des choses possibles qu'il pût suivre avec assez d'exactitude, dans les divers arrondissemens plus ou moins éloignés, où il avait été appelé pour opérer les vaccinations, les développemens et les progrès de la vraie et de la fausse vaccine, et apprécier surtout, avec un sévère examen, les divers phénomènes pathologiques qui se rattachent à chacune d'elles ? Une mission d'une si haute importance et qu'accompagnent toujours de pénibles travaux et des

soins de tous les instans , était incompatible avec
les devoirs et les intérêts nombreux et variés qui
se succèdent sans cesse , et qui se trouvent inti-
mement liés , identifiés même avec le ministère
de cette utile profession.

N'aurait-on pas d'ailleurs à opposer à ce
genr e d monopole tout nouveau :

1.º Le système d'organisation médico admi-
nistratif , essentiellement vicieux et erroné ,
qu'on suivait dans ce département.

2.º L'impossibilité physique où était le médecin vaccinateur de remplir ses devoirs , vu la
distance des lieux et les exigeances de sa profession.

3.º La fausse sécurité où on réduisait les
pères de famille , en éloignant leur esprit , en
les privant même de ce qui aurait pu servir à
étendre leurs connaissances, agrandir leurs espérances et assurer leur conviction ; c'est ainsi
qu'on leur laissait ignorer qu'il y avait deux espèces dictinctes de vaccine , dont l'une était préservative , et non l'autre , et que chacune
d'elles avait un caractère et un développement
particulier. La première est d'un genre *sui generis*, tandis que la seconde se confond avec toutes les inflammations ordinaires. Dans la vraie
vaccine les boutons sont celluleux , remplis

d'une liqueur constamment limpide et transparente, sortant par gouttelettes aux lieux seulement où l'on a fait des piqûres ; tandis que la pustule de la fausse vaccine est monocave et semblable à la phlyctène commune, dont tout le liquide qu'elle contient s'écoule tout à la fois par une seule ouverture.

Si le médecin vaccinateur avait mieux connu sa position ; s'il avait surtout bien senti ce qu'il devait au public et à la science, et ce qu'il se devait à lui-même, il se serait empressé de mettre ce public dans la confidence de la science vaccinale et l'aurait associé à ses travaux. Faisant ensuite le parallèle de ces deux espèces de vaccine, il serait parvenu à vaincre les difficultés les plus importantes, et par cette utile prévoyance il aurait dessillé les yeux à l'incrédulité et réalisé les espérances de l'humanité, tandis qu'elle pleure encore les nombreuses victimes de ces épidémies de variole et de varioloïde qui ont désolé plusieurs contrées du royaume. Nous en trouvons les causes dans les lacunes qu'on rencontre dans l'organisation des comités de vaccine ; dans la non-exécution des décrets et ordonnances qui les ont long-temps régis, et à l'autorité desquelles il a plu de les soustraire pour les laisser languir et s'éteindre sous la malheureuse influence de l'arbitraire et de l'incapacité. Fatale détermination, qui a tant contribué à ralentir les progrès de la vaccine, en même temps qu'elle a arrêté les médecins dans leurs recherches scientifiques et dans leur zèle philantropique, en les privant de l'appui du gouvernement et de la reconnaissance de leurs concitoyens : *Inde labes incredulitatis.*

Ce bienfait de la providence est prêt à nous échapper, si dans chaque département on ne s'empresse de prendre des mesures énergiques pour arrêter ce fléau qui menace d'une ruine prochaine et inévitable la plus consolante des découvertes.

Ah ! Dans un tel état de malheur, trouverons-nous un Woodwille, qui prouva au monde entier que le vrai philosophe est l'ami de toutes les nations, le citoyen de tous les états. Instruit du peu de succès de la vaccine en France, ami généreux, sensible, compatissant, il traverse les mers, il vient au milieu des dissentions poliques de l'Europe et des troubles de la guerre la plus désastreuse qui ait jamais existé, porter parmi nous un germe de vaccine que nous avions perdu ; et tandis que les poisons de la discorde portaient les nations à s'entr'égorger, la philosophie veillait à réparer les immenses lacunes faites au cadre de l'humanité.

En finissant , je crois devoir rappeler ici que l'hommage réuni de toutes les nations couronnera la gloire de celui qui a le premier fait connaître cette inapréciable découverte.

Jenner est déjà connu chez les peuples les plus lointains ; la voix de la renommée a fait retentir son nom dans les deux continens ; il est gravé en caractères ineffaçables sur la colonne immortelle avec ceux de Larochefoucauld et Woodwille , et les générations les plus reculées se les rappelleront avec reconnaissance et sensibilité. Il y aurait de l'ingratitude à ne pas mêler à ces noms justement célèbres , celui du Français Rabaut-Pommier.

Tableau comparatif de la vraie et de la fausse Vaccine.

Pour bien saisir les caractères de la vraie vaccine , il faut partir du moment où le virus est inséré , épier celui de l'éruption , suivre ensuite pas à pas son développement jusqu'au plus haut période ; alors remarquer attentivement sa manière d'être et les divers phénomènes qui se présentent et marchent avec elle dans son déclin jusqu'à la desquamation , c'est-à-dire jusqu'à la chute de la croute vaccinale. En général la vraie vaccine est invariable dans son éruption , son développement, sa durée et sa terminaison ; ainsi par exemple : vers la fin du troisième jour , à dater de celui de l'insertion , il se manifeste aux lieux des piqûres une petite rougeur avec une légère élévation qui n'est presque pas sensible à la vue , mais qu'on distingue au toucher. Du quatrième au cinquième jour , la rougeur s'agrandit , devient plus intense , s'élève davantage et permet de distinguer à son sommet une phlyctène en forme de bourrelet , déprimée dans son centre , affectant une figure parfaitement ronde ou oblongue , selon que l'inoculateur a opéré par piqûre ou par incision. (*On remarque généralement un mouvement fébrile lors de la formation de la vésicule autour de la piqûre.*) La phlyctène qui d'abord s'est présentée sous une couleur rouge assez prononcée , la perd en partie du cinquième au sixième jour , et ne conserve qu'une teinte de rose clair.

Du sixième au septième , la pustule s'agrandissant progressivement, perd , excepté à son entour , sa couleur rouge, et présente un poli luisant d'un blanc mat, nuancé d'une légère couleur d'azur.

Du septième au neuvième, le bouton qui a pris un nouvel accroissement, s'entoure d'une rougeur phlegmoneuse, connue en médecine sous le nom d'aréole vaccinale ; la peau est profondément engorgée et rénittente ; alors on voit souvent une fièvre de vingt-quatre óu trente-six et quelquefois de quarante-huit heures ; elle est d'ailleurs toujours en rapport avec la constitution de l'individu : le plus souvent aussi cette fièvre, quoiqu'elle existe réellement, est si légère et si peu sensible qu'on ne l'aperçoit pas.

Vers la fin du neuvième jour la fièvre tombe, l'enfant reprend sa gaîté naturelle; et au dixième, les boutons ainsi que l'aréole sont parvenus à leur dernier dégré d'accroissement.

Du onzième au douzième, on voit les symptômes diminuer, l'engorgement se résoudre, les aréoles pâlir et se retrécir par un mouvement concentrique, tandis que le bourrelet commmence à s'affaisser progressivement par un mouvement contraire qui part du centre déprimé; la pustule perd sa couleur et forme une croute brune, lisse et luisante qui se détache du dix-septième au vingt-cinquième jour, laissant après elle l'empreinte d'une légère cicatrice qui ne s'efface jamais, semblable à celle d'un grain de petite vérole.

L'aréole vaccinale a communément deux pouces de diamètre ; quelquefois moins chez les sujets de faible constitution, mais aussi souvent davantage chez les personnes robustes et sanguines.

Il est une remarque très-intéressante à faire : c'est que la marche de la vaccine, comme celle de la plupart des maladies aiguës, roule invariablement en ses périodes les plus marquantes sur nombres impairs. Le troisième jour, l'éruption a lieu; le cinquième, la formation rigoureuse s'accomplit ; le septième, les boutons changent de couleur et la deuxième période fébrile commence; le neuvième, elle se termine; le onzième, la résolution des boutons commence ; le dix-septième ou vingt-cinquième jour, la chute des croutes vaccinales a lieu.

Faufse Vaccine.

Il n'en est pas de même, soit sous le rapport d'affection locale, soit sous le rapport de stimulus général, d'une autre espèce de maladie analogue à celle que nous venons de décrire, se reproduisant comme elle, ayant avec elle des caractères communs, mais ne jouissant pas de la propriété anti-variolique.

Si tant de praticiens distingués ont observé la fausse vaccine et cherché à faire éviter les erreurs dans lesquelles ils étaient tombés; si ces erreurs ont eu, dans tant d'occasions et si récemment encore, des conséquences si funestes, il est donc extrêmement essentiel de tracer d'une manière exacte, les caractères auxquels on distinguera la fausse vaccine de la vraie ;

1.º La fausse vaccine donne des symptômes précoces d'affection, c'est-à-dire qu'elle se manifeste par une rougeur plus ou moins étendue, le deuxième jour de l'insertion et quelquefois peu d'heures après ;

2.º Le petit précurseur que l'on remarque dès le lendemain de la vaccination, ou mieux, deux jours avant l'apparition de la pustule, ne se manifeste pas ordinairement ;

3.º La pustule s'élève en pointe dès sa naissance, et souvent avec un sommet jaunâtre et croûteux, présentant quelquefois une aréole peu étendue et pâle, qui marche assez souvent de pair avec un léger gonflement des glandes axillaires ;

4.° La texture de cette pustule est fragile, et ne supporte même pas impunément la plus légère compression ;

5.° L'expérience semble avoir confirmé que le seul épiderme concourt à la formation de la fausse pustule, et que l'on pourrait considérer comme un petit abcès inorganique, survenant entre l'épiderme et la peau ;

6.° La matière de la fausse pustule est de vrai pus, ou elle a l'aspect blanchâtre et puriforme ; de là vient qu'elle est opaque : caractère principal qui doit servir à distinguer cette matière de l'autre ;

7.° Cette matière ou liqueur inoculée reproduit la fausse vaccine, et ses résultats toujours trompeurs, peuvent inspirer une sécurité malheureuse à ceux qui ne connaissent pas assez les caractères distinctifs des deux espèces de vaccine ;

8.° Le cours de la fausse pustule est inégal, varié, irrégulier. Elle s'éteint ou crève au troisième ou au cinquième jour de son apparition ;

9.° Les pustules de la fausse vaccine sont irrégulières, peu arrondies, saillantes, bombées dans leur milieu et leur contour, monocaves, laissant écouler le pus par une seule ouverture ;

10.° Les croûtes qui succèdent à la fausse

pustule et qui la constituent, sont peu relevées, et même elles se trouvent au niveau de la peau : elles sont inégales, jaunes, molles et raboteuses, très-peu consistantes, et le plus souvent humectées d'une matière séreuse et ychoreuse., se concrétant comme du miel ;

11.° La desquamation s'opère pour l'ordinaire du septième au neuvième, et pour le plus tard au onzième jour.

Les symptômes constitutionnels ne se manifestent point, ou ils sont irréguliers outre mesure et équivoques. Quelquefois le jour même de l'insertion, une fièvre ardente, violente, se manifeste avec vomissement, chagrin et inquiétude ; quelquefois encore la fièvre paraît plusieurs jours après l'insertion, à raison de la susceptibilité des tempéramens et du dégat survenu à l'insertion même.

En portant un esprit d'analyse dans l'examen des caractères de la fausse vaccine, en la comparant avec la marche de la vraie, et surtout en examinant avec attention les circonstances dans lesquelles elle se produit, il paraît qu'on doit admettre deux variétés de fausse vaccine : l'une est celle qui se développe sur un individu qui a déjà eu la petite vérole, l'autre est le produit d'une simple irritation physique sur un individu non variolé, qu'on a vacciné.

Ces deux variétés m'ont paru très-distinctes dans leur marche et dans leur aspect. Il est essentiel de les reconnaître, parce que la première se reproduit sans préserver de la petite vérole, et qu'on est exposé fréquemment à produire la seconde, lorsque le vaccin est envoyé à des médecins qui veulent naturaliser la vaccine dans les pays qu'ils habitent.

Première variété.

Dès le premier, quelquefois le deuxième, au plus tard le troisième jour, la piqûre s'enflamme, il se forme de suite une vésicule irrégulière, le plus souvent ronde, ses bords sont aplatis, inégaux, ne sont pas toujours gonflés par la matière qui généralement est peu abondante et d'une teinte jaune limpide. L'aréole n'existe pas toujours, et jamais elle n'est aussi étendue que celle de la vraie vaccine, comme nous l'avons dit plus haut; les aisselles sont quelquefois douloureuses et les glandes axillaires peuvent s'engorger, alors il y a fièvre avec accès irréguliers ; la croûte, toute formée le septième ou le huitième jour, ne tombe pas plutôt que celle de la vraie vaccine ; elle présente quelquefois le même aspect, avec cette différence remarquable qu'elle est constamment moins large, moins épaisse, et qu'elle ne laisse jamais de cicatrice, mais seulement une tache à la peau. La période inflammatoire est très-rapide, et la dessiccation l'est encore davantage.

Seconde variété.

Cette seconde variété, bien distincte de la précédente, par sa marche, ses apparences extérieures et ses causes, est aussi plus facile à reconnaître.

Les observations qui en constatent l'existence, sont aujourd'hui très-nombreuses ; on est même à cet égard parvenu à un tel degré de connaissance, qu'on peut à volonté la produire si l'on met en action l'une des causes suivantes : 1.º l'usage des lancettes oxidées par le vaccin ; 2.º l'inoculation par les fils ; 3.º l'emploi du fluide vaccin, trop avancé et parvenu à l'état purulent ; 4.º Celui de la matière confiée au verre sans avoir été suffisamment délayée ; 5.º l'usage d'un instrument mal affilé, peu pointu ; 6.º les incisions trop profondes.

Dès le jour même ou dès le lendemain de la

vaccination, on aperçoit une élévation de la portion d'épiderme, dans laquelle l'insertion a été faite, une rougeur vive sur cette partie, et un suintement puriforme aux lèvres de la plaie. Le deuxième jour, la rougeur est beaucoup diminuée, la portion d'épiderme est blanche, plus saillante que la veille, et j'ai vu constamment une légère rougeur dans le tissu cellulaire qui circonscrit la petite plaie ; du deuxième au troisième jour, la portion d'épiderme, par la suppuration, est élevée en pointe, se crève et laisse suinter un pus opaque, jaunâtre, auquel succède une croûte jaune, molasse, plate, qui tombe le cinquième ou sixième jour, se renouvelle fréquemment, et qui est suivie quelquefois d'un ulcère profond, difficile à guérir.

Il est donc évident que les caractères de la fausse vaccine sont essentiellement distincts de ceux qui constituent la vraie ; que deux causes principales concourent à la produire, savoir : 1.º l'inaptitude constitutionnelle du sujet variolé à contracter la vraie vaccine ; 2.º toute espèce d'irritation physique portée dans les piqûres, et assez fortes pour détruire l'action spécifique du fluide vaccin ; enfin, que de ces deux causes résultent deux variétés particulières de fausse vaccine, dont les symptômes sont diffé-

rens , à certains égards , mais dont les conséquences sont les mêmes relativement à l'absence
de la propriété anti-variolique.

Quel est l'âge ou l'on doit vacciner ?

L'expérience a prouvé qu'il est infiniment
avantageux , plus utile, plus prudent même , de
ne commencer à vacciner qu'à un mois et demi,
et tout au plus à un mois après la naissance ;
il est cependant des médecins qui vaccinent des
individus de tout âge, depuis la naissance jusque
presque à la caducité , et qui affirment n'avoir
jamais remarqué de fièvre de la vaccine dans la
première année de la vie. La fièvre étant en rapport avec la force de l'individu , on peut ne pas
avoir vu des symptômes bien positifs de fièvre ,
mais il est certain, et je pense qu'on ne peut
contredire cette opinion , que la fièvre est iden-
tifiée avec les phénomènes de la vaccine, et qu'il
y en a toujours plus ou moins.

Saisons les plus propres aux vaccinations.

Toutes les saisons sont également favorables à la vaccine ; dans tous les temps le succès a été le même ; le froid et la chaleur n'ont presque pas d'influence sur son développement qui , au rapport de quelques médecins , est aussi régulier à Saint-Pétersbourg qu'à Constantinople. Cependant j'ai observé que la marche ordinaire des symptômes était sensiblement ralentie dans les saisons froides , et que la période inflammatoire a une marche plus rapide pendant la chaleur. Ce qui milite en faveur de mon opinion , c'est que pendant la chaleur, la période inflammatoire a un développement plus actif , que le bourrelet vaccinal est tout à fait argenté le huitième jour, quelquefois le sixième, et qu'on peut le septième prendre le vaccin pour l'inoculer, car il est alors dans toute sa pureté , dans toute sa force. Or, on peut assigner à ces sortes d'opérations un temps d'élection , lorsqu'une intempérie est longue et soutenue , comme aussi d'autres causes déterminent le temps de nécessité ; ainsi , par exemple , la présence ou la menace de quelque épidémie variolique, dans l'un et l'autre cas, sous quelque saison qu'on se trouve, quelque température qui règne, il faut presser les vaccinations et se hâter de faire participer tous les individus à ses bienfaits.

Point de perfection du virus vaccinal.

Le fluide vaccinique est à sa plus grande perfection les cinquième et sixième jours de l'invasion ; pour l'ordinaire, les huitième et neuvième jours de l'insertion, époque à laquelle l'aréole se forme ; le septième, qui répond au dixième, il est encore actif, et l'on peut y compter ; le huitième, qui est le onzième, il est grandement affaibli, et souvent à ce terme se trouve-t-il falsifié ; or, mon opinion est que, passé ce terme de rigueur, il n'est plus propre à transmettre la vraie vaccine.

Moyens de conserver le vaccin.

Pour conserver au vaccin son état de pureté pendant un certain temps, on a proposé divers moyens, dont tous n'ont pas répondu à l'at-

tente des praticiens ; plusieurs ont même été
jugés défectueux.

1.° Sur des fils, et je range dans cet article
tous les moyens de conservation de vaccin,
qui consistent dans l'emploi du coton, de la
charpie, des morceaux de linge et même de
l'amadou, imbibés de cette matière. Toutes ces
substances peuvent également se pénétrer de
vaccin, lorsqu'on les met en contact avec un
bouton ouvert. Ce préliminaire une fois rempli,
on les met dans un flacon plein de gaz hy-
drogène ou d'azote sec, ou dans un tube de
verre étroit, dont on cachette au moment même
les deux extrémités, puis on le renferme dans
un tuyau de plume ou dans un étui, afin que
le tube ne se brise pas ;

2.° Sur des plaques de verre plat, pour l'ordinaire carrées, appliquées immédiatement l'une
sur l'autre par leurs surfaces, et ensuite fermées
hermétiquement au moyen d'une bande de
cire qui comprend tous les bords ;

3.° Jenner, et après lui des inoculateurs ita-
liens, ont cru mieux faire en plaçant le virus
dans un verre concave appliqué sur un autre à
surface plane.

En analysant ces trois moyens de conservation du virus vaccinal, nous reconnaissons que

le premier est bien loin d'atteindre le but qu'on se propose , parce qu'il demande infiniment de précautions, qu'il présente beaucoup de difficultés , et qu'il peut agir d'ailleurs comme cause désorganisatrice du virus conservé.

Dans la seconde , l'altération n'est pas moins prompte et moins grande; la cause se trouve dans l'action de l'air atmosphérique contenu dans l'espace ou cavité qui se trouve ménagé entre les deux verres : nous connaissons le pouvoir qu'il exerce sur tout ce qui est putréfiable , et préférablement sur les substances animales.

Le troisième est sanctionné par les meilleurs praticiens , recommandé par les inoculateurs de petite vérole pour conserver le virus variolique ; et enfin , il est plus généralement employé pour le vaccin , parce qu'il est le moins coûteux , le plus prompt et peut-être le plus facile. Ainsi , par exemple , on applique à plusieurs reprises un verre de Bohême plat d'un pouce carré , sur un bouton vaccin ouvert dans toute son étendue , en observant de mettre le bouton en contact avec le milieu du verre ; on répète la même opération avec un autre verre de la même grandeur. Quand tous les deux sont également chargés de vaccin , on les applique immédiatement l'un sur l'autre par leurs surfaces chargées , et ensuite on les ferme hermétiquement en promenant sur tous les bords la cire qui découle d'une bougie allumée, ou de la cire à cacheter.

Avant de terminer, je fais observer que l'action de la lumière ayant une grande influence sur tout ce qu'elle peut atteindre en passant avec une étonnante rapidité à travers les corps diaphanes, ce fluide jouissant d'ailleurs de la plus grande élasticité, pourrait concourir puissamment à l'altération du vaccin, même enfermé dans les verres. Pour prévenir cet inconvénient, on collera sur la surface externe des verres un taffetas double noir ou du papier noir, avec une dissolution de gomme arabique. J'ai cru devoir insister sur tous ces détails, parce que la conservation du fluide vaccin est un des objets les plus importans.

La vaccine ne pouvant se transmettre que par une communication intime, immédiate, il est essentiel de bien connaître les moyens de transmission, afin que si la source se tarissait un jour, on ne fût pas obligé, peut-être en vain, de rechercher avec la plus grande peine si les vaches ou quelques obscurs pâturages ne pourraient pas nous fournir les moyens de venir au secours de notre imprévoyance.

Des divers modes de vaccination.

La vaccine ne peut se développer que quand le vaccin a été mis en contact avec les vaisseaux absorbans, par le moyen d'une surface de la peau privée de son épiderme. Les inoculateurs voulant donner à ces opérations un air d'apparat pour les rendre plus importantes qu'elles ne le sont en elles-mêmes, ont fait faire divers instrumens exprès. Ainsi, par exemple, les uns ont préconisé les aiguilles, les autres ont mis en usage des lancettes à ressort, d'autres se sont servis de lancettes d'ivoire, d'or ou d'argent. Tantôt on a inoculé par piqûre, tantôt par incision, en recommandant toutefois d'appliquer e pouce de la main gauche sur l'incision pendant une ou deux minutes, jusqu'à ce que le vaccin soit dissous par la chaleur du sang, et qu'il ait abandonné l'instrument qui en a été le conducteur.

Celui que nous avons trouvé le plus propre et le plus simple, c'est la lancette ordinaire; et la méthode la plus sûre, celle des incisions qui seront toujours faites dans un sens oblique, presque horizontal. La raison de cette méthode est, que l'action du système absorbant plus ou moins prononcée, détermine le développement du virus vaccinal. Plus on met à découvert et en contact avec ce dernier des vaisseaux appartenant à ce système, plus on est porté à espérer que l'opération réussira. Or, c'est ce qui arrive ici ; l'incision faite horizontalement met à nu une surface plus étendue, et intéresse un plus grand nombre de vaisseaux absorbans, auxquels on peut plus facilement insérer le virus; ce qu'on obtiendrait moins en incisant perpendiculairement ou par le moyen de piqûres.

Si la première vaccination ne réussit pas toujours, il ne faut pas croire que cela soit la faute du vaccinateur ou de la qualité du virus vaccinique ; il est trois causes fréquentes de la non réussite de cette opération ; toutes trois appartiennent à la constitution des individus. La rigidité, la molesse, l'inertie de la peau. La première se rencontre chez les adultes. On triomphera de ces obstacles par des bains, des lotions, ou même par l'application d'un cataplasme émollient la veille de l'insertion ; la seconde et la troisième ont lieu chez les enfans faibles, d'une constitution molle, d'une fibre lâche. Il sera avantageux avant l'inoculation, de donner quelque tonique à l'intérieur, de frictionner la peau avec une flanelle, afin de donner plus d'action au système lymphatique.

PREMIÈRE QUESTION.

La Vaccine dont on prône tant la bénignité, est-elle vraiment un remède innocent ?

Que de machinations, que de fausses allégations n'a-t-on pas employé pour détruire l'édifice de son innocuité ! Elle est cependant telle, et sa marche si uniforme, si douce, si exempte de dangers, qu'on ne pourrait guère s'attendre qu'il lui serait fait de pareilles objections. On a prétendu que pendant le travail de la vaccine et à sa suite, il était survenu des accidens graves à plusieurs enfans, dont nombre étaient morts et d'autres tombés depuis en dépérissement ; mais grâces aux soins éclairés et au dévoûment des défenseurs de la vaccine, il a été victorieusement démontré que cette supposition avait été ourdie par l'imposture et la malveillance, accréditée par l'ignorance et la superstition.

La dentition et une foule d'autres maladies familières à l'enfance, telles que les affections vermineuses, aphteuses, engorgemens glanduleux, etc. etc., entraînent souvent avec elles des accidens très-graves ; mais ces accidens appartiennent essentiellement à ces maladies. Et pourquoi les attribuerait-on à la vaccine? N'existaient-elles pas avec une égale intensité de symptômes, avant cette découverte importante. Or, si le peuple ignorant a pu être un moment arrêté dans la confiance qu'il devait à cette découverte, son intérêt, la probité, l'honneur de notre profession nous obligent à faire tous nos efforts pour l'éclairer et l'instruire sur le danger qui le menace.

Il nous serait facile d'augmenter encore la somme des preuves de son innocuité, si nous ne nous étions point imposés le devoir de ne pas sortir du cadre que nous nous sommes tracé.

DEUXIÈME QUESTION.

La Vaccine n'est-elle point susceptible de s'allier à d'autres virus, de déterminer d'autres affections que l'éruption qui lui est propre ?

C'est une des questions les plus importantes qu'on ait agitées au sujet de la nouvelle découverte, et nous lui devons l'attention la plus scrupuleuse.

Nous devons de la reconnaissance aux hommes de l'art dont les lumières et la prudence ont rappelé l'attention des observateurs sur une maladie dont la nature et l'existence ont été long-temps ignorées; mais dont une expérience de plus de

vingt années dans tous les pays du monde, nous
a mis à même d'en connaître le développement,
la marche, les divers caractères, et de porter
sur elle un jugement basé sur des certitudes
mathématiques.

On sait qu'il se rencontre toujours de ces
esprits faux, ennemis jurés de l'évidence, qui
affirment que le virus vaccinal peut s'allier à
d'autres, et produire de très-fâcheux résultats.

Mais il ne suffit pas d'élever des questions ;
faut-il encore leur donner quelque fondement ?
Eh ! quelles sont les preuves à l'appui de celles-
ci ? Elles sont à peu près nulles et ne présentent
aucune consistance. Si l'on en a avancé, elles
sont controuvées, et il n'a pas été difficile de se
convaincre de leur entière fausseté ; tandis que
l'observation la plus exacte, la plus soutenue,
nous prouve évidemment que ce virus est tel-
lement spécifique, qu'il ne peut s'allier à aucun
autre.

Le vaccin mêlé avec le virus varioleux, étant
inoculé, les deux maladies se sont développées à
la fois et séparément, chacune avec les caractères
qui lui sont propres ; chose fort remarquable,
c'est que toutes les deux ont suivi leur marche
accoutumée ; on a été plus loin encore, on a
vacciné avec le pus tiré des pustules qui avaient

résulté du mélange *vaccino-varioleux*, cernées par des boutons de petite vérole ; eh bien ! ces divers essais n'ont produit que de la vaccine d'excellente qualité, et nul symptôme de variole ne s'est fait apercevoir sur les individus vaccinés.

Le virus vaccinal s'allie si peu avec aucun autre virus, qu'on a fait divers essais sur des sujets dartreux, teigneux, galeux, scrophuleux ; on a inséré le pus vaccinal sur les parties dartreuses, sur celles infectées de boutons de gale. Les pustules vaccinales se sont formées à l'ordinaire, et l'on a pu en tirer du fluide pour vacciner d'autres individus, d'où il a résulté de la belle vaccine sans aucun signe d'autre infection. Si je ne pouvais citer, à l'appui de ce que j'avance, l'opinion du comité central de Paris, je citerais une infinité d'expériences qui me sont propres ; ainsi, par exemple, une fille âgée de quatre ans avait, depuis plusieurs mois, à la partie supérieure du bras gauche, une dartre vive fort étendue ; la petite vérole ne l'avait pas encore frappée ; je saisis une occasion de faire une épreuve qui, quoique faite après bien d'autres, n'est point à rejeter. J'inoculai à cet enfant la vaccine par trois piqûres, sur le trajet de la dartre ; il ne se forma que deux boutons, dont le développement fut complet : aux dépens de ces deux boutons , je vaccinai plusieurs enfans qui ne donnèrent que de la vaccine trèsnaturelle et sans altération aucune du plus léger symptôme d'infection dartreuse.

S'il est évidemment prouvé , par des faits incontestables , que le virus vaccin ne s'allie à aucun autre, il serait donc indifférent de prendre la vaccine pour la communiquer à d'autres, sur des sujets sains , ou sur d'autres atteints de quelque maladie que ce puisse être , pourvu , toutefois , qu'elle soit de bonne qualité.

Je ne disconviendrai pas que de voir puiser du vaccin sur un sujet valétudinaire , atteint d'affections patentes , telles que les précitées , cela ne choque les yeux , ne frappe l'esprit des parens de craintes qui , quoique sans fondement , altèrent singulièrement leur tranquillité. Aussi, pour leur propre satisfaction , est-il à propos de choisir de la vaccine sur des individus qui leur conviennent.

TROISIÈME QUESTION.

La vaccine ne peut-elle pas être nuisible dans le travail de la dentition , et d'autres maladies du domaine de l'enfance ?

La vaccine a une marche régulière , constante , uniforme et distincte de celle des autres affections ; enfin elle a un caractère *sui generis* ; elle imprime à toute l'économie une secousse subordonnée au mouvement fébrile qui se fait légèrement sentir lors de la formation des boutons et des aréoles. Cette fièvre, est, il est vrai, toujours très-légère, et si bénigne quelquefois chez quelques sujets, qu'il est presque impossible de l'apercevoir ; mais on ne peut pas inférer de là qu'elle ne puisse avoir quelque influence sur les maladies du premier âge, comme la dentition, les diarrhées, les affections vermineuses, les spasmes, les convulsions, etc., où sans doute elle apporte quelques modifications aux phénomènes morbides des maladies de l'enfance, mais jamais d'une manière nuisible ; au contraire, on a vu des atrophies, des diarrhées *opiniâtres*, des *aphtes* dangereux, guéris par les seuls effets de la vaccine.

Mais, dira-t-on, cela paraît étonnant, invraisemblable, qu'au moyen de quelques boutons, souvent un seul, à la surface de la peau, on puisse détruire une irritation intestinale.

On se rendra facilement raison de ce phénomène, si l'on fait attention que la vaccine, indépendamment de sa vertu dépurante, agit ici à la manière des irritans, et dans ce sens elle détourne une partie de la tension que la pousse des dents occasionnait dans le système de la bouche, pour l'attirer sur le point des pustules vaccinales ; et comme la diarrhée n'est que sympatique dans ces maladies, elle doit diminuer en raison de l'action pathologique qui a agi sur sa cause ; alors la dentition devient moins pénible, elle s'opère sans trouble et sans événement, à moins de quelqu'autre complication. On pourrait expliquer de même la manière d'agir de la vaccine dans une foule de maladies, notamment dans celles où le système nerveux est dans un état de débilité, de stupeur, qui laisse visiblement dépérir la machine dont tous les ressorts paraissaient brisés. L'irritation vaccinale donne une secousse salutaire à tous les systèmes des forces, rétablit le ton de la fibre, réorganise, si je peux m'exprimer ainsi, les mouvemens de toute la machine, et l'on n'est pas long-temps à s'apercevoir de son heureuse influence. La vaccine, en un mot, à ses autres avantages, paraît ajouter celui d'augmenter la viabilité des individus ; ce qui a fait dire à un homme de l'art, d'une illustration médicale très-remarquable et bien méritée (1), qu'on serait tenté de croire la vaccine douée d'une vertu

---

(1) Tourtelle, professeur à la Faculté de Strasbourg.

magnetique, qu'elle imprime à tous les corps vivans auxquels elle peut être appliquée sans se dénaturer.

Moyens propres à propager la vaccine et à éteindre la petite vérole.

L'inoculation vaccinale étant un préservatif sûr et incontestable de la variole, la possibilité physique de se délivrer pour toujours de ce fléau dévastateur n'est plus douteuse ; pour y parvenir, nous avons besoin d'une volonté générale, soutenue et simultanée ; nous rencontrerons long-temps des obstacles sans doute, puisqu'il est au-dessus des forces humaines de pouvoir la déterminer ; mais avec une organisation bien entendue, avec la persuasion et l'appui de l'autorité, nous viendrons à bout de tout vaincre.

Dans ce but, j'ai l'honneur de proposer, pour notre département, à M. le Baron Feutrier, notre préfet, le projet suivant :

1.º On pourrait établir, dans toutes les communes des divers arrondissemens de canton, des points centraux de vaccination gratuite ;

2.º Il y aurait un médecin vaccinateur par arrondissement cantonnal ;

3.º Dans chaque chef-lieu d'arrondissement on pourrait organiser un comité de vaccine, aux frais du gouvernement ou d'une souscription ;

4.º Les médecins et chirurgiens dudit arrondissement seraient priés, par leur maire respectif, d'y envoyer les résultats de leurs observations ; un rapport en serait fait en séance publique et envoyé au comité départemental ;

5.º Le comité départemental tiendrait chaque année une séance publique, présidée par M. le Préfet, pour juger le mérite des ouvrages qui lui seraient envoyés des divers arrondissemens, et en ferait le sujet d'un rapport qui serait envoyé à M. le Préfet ;

6.º La Société d'agriculture, sciences et arts d'Agen, serait invitée à s'associer aux travaux du comité départemental, dans le but d'encourager les médecins vaccinateurs, en instituant un prix, pour celui qui aurait le mieux mérité de la science et de l'humanité. Elle en ferait l'objet d'une séance publique.

Invitation générale à profiter des bienfaits de la Vaccine.

Pères communs d'innombrables familles, souverains de tous les états ! C'est sur la sagesse et la vigueur de vos mesures que nous comptons, plus que sur le peu de zèle qui nous anime, pour faire généralement adopter cette méthode préservative. Parens sensibles, dont la nature a multiplié l'existence dans de tendres rejetons qui doivent faire un jour votre bonheur, votre consolation et peut-être votre gloire, consultez votre cœur !

Hommes instruits, que vos lumières et votre éducation mettent audessus de vos concitoyens, n'oubliez-pas que vous en devez le tribut à la société !

Nous avons vu, à notre honte, les peuples de l'Asie, chez qui l'on ne peut faire un pas sans rencontrer des monumens de la servitude la plus vile et la plus outrageante à l'humanité : nous avons vu, dis-je, ces peuples plongés dans l'ignorance la plus révoltante, déposant les pré-

jugés inséparables de leur triste situation, adopter avec reconnaissance une méthode dont les
bienfaits sont infinis.

Attendrez-vous encore que ces êtres malheureux sur qui la nature semble avoir pris à tâche
d'épuiser les coups de sa malédiction; que les mi-
sérables habitans des plaines brûlantes de la zône
torride ou des glaces du pôle, franchissant l'espace immense qui les sépare de votre degré de
civilisation, et surmontant leur stupidité naturelle, viennent aussi vous servir d'exemple ?

Verrez-vous avec la sécurité d'une ame paisi-
ble et tranquille, vos familles moissonnées par
ce fléau qu'il était en votre pouvoir de leur faire
éviter ; et le tableau de vos malheurs, ouvrage
d'une fatale prévention ou d'une insouciance
coupable, ne se retrace-t-il pas d'avance à votre
esprit ? Transportez-vous un moment dans cette
situation cruelle, accablante, où, bourrelés par
les remords les plus cuisans, vous maudirez
mille fois les motifs erronés qui vous auraient
entraînés dans le précipice, vous consumant en
inutiles regrets, dans l'impossibilité de pouvoir
y remédier. Mais, non !... Je vois déjà l'hydre
du préjugé écrasé par l'amour paternel ; vous
tendez des bras empressés à cette méthode salutaire ; vous enchaînez pour ainsi dire la mort ;

vous suspendez ses coups, vous resserrez son empire.

C'est à vous, ministres sacrés de la religion, c'est à votre zèle éclairé que nous faisons un appel. Nous n'aurons pas, sans doute, à craindre de vous une opposition semblable à celle de certains de vos collègues du milieu du dernier siècle, lors de l'introduction de l'innoculation variolique. Ils crièrent à l'impiété, à l'irréligion, au sacrilège, contre les innoculateurs qui cherchaient à la propager ; ils les frappaient d'anathème, comme, par cette pratique, empiétant sur les droits de la divinité, et cherchant à contrarier ses vues et ses décrets éternels. Pouvait-on porter plus loin l'esprit de superstition et de fanatisme ! Et, ne serait-il pas aussi raisonnable, d'après ce principe, de ranger dans la même classe, et de traiter de même le pauvre naufragé qui, luttant contre les flots, environné de mille morts, cherche à se saisir de quelques débris du vaisseau qui le portait ; ou le malheureux qui, entrainé par un torrent impétueux et près de perdre la vie, se prend aux broussailles, aux branches dont le rivage est bordé ! Mais il est bien plus prudent à eux d'en user, que de s'abandonner au sort qui les attend, et la providence ne peut pas être offensée que nous nous servions de ceux qu'elle nous fournit pour nous garantir de la foule de dangers dont le cercle peu étendu de la vie humaine est semé.

Non, dirai-je encore ! Ces craintes ne doivent pas trouver accès chez nous; elles seraient insultantes, déplacées chez une nation qui se trouve à la tête de la civilisation européenne. Le flambeau de la philosophie porte également partout sa salutaire influence ; et c'est lui qui a été le principal instrument de la restauration de l'église chrétienne. Ainsi, si le chancelier Bacon a pu dire avec vérité :

« Qu'un atôme de philosophie rend un homme » athée; mais que beaucoup de philosophie mène » à la connaissance d'un Dieu ;

Nous pouvons dire aussi qu'un atôme de religion ne fait que des superstitieux, tandis que beaucoup de religion préserve du fanatisme, détruit les préjugés, et porte à adopter tout ce qui est généralement reconnu utile, et qui peut nous être appliqué avec avantage. L'homme vraiment religieux est distingué de celui qui ne l'est que très-peu, comme le vrai philosophe du faux ; ce dernier, à l'ombre d'une philosophie qu'il ne possède pas, affiche une façon de penser, un sentiment qui le dégrade, et cela seul prouve qu'il n'est pas ce qu'il veut paraître.

Si nous voulons éviter le délire pernicieux de l'enthousiasme irréfléchi , comme les inconvéniens et le ridicule d'une prévention outrée, ayons sans-cesse présentes ces paroles rigoureusement vraies d'un savant du siècle dernier dans son discours sur Locke :

> « Les superstitieux sont dans la société ce que
> » sont les poltrons dans une armée ; ils ont et don-
> » nent des terreurs paniques. »

Les vertus, dont vous donnez l'exemple , la douce philantropie de la religion que vous professez et dont nous nous honorons , le patriotisme pur qui vous caractérise , nous sont de surs garans que vous partagerez nos efforts. Puissent-ils , réunis , opérer le grand œuvre de la destruction entière de la petite vérole !....

PIÈCES JUSTIFICATIVES.

Lettre de Son Exc. le Ministre de l'intérieur.

Paris, le 7 juillet 1828.

MONSIEUR,

J'ai reçu la copie que vous m'avez envoyée d'un ouvrage adressé par vous à la chambre des députés, et dans lequel vous proposez des mesures tendant à assurer le succès de la vaccine.

Je vous remercie de cette communication. J'examinerai l'objet de votre mémoire avec intérêt.

Recevez, Monsieur, l'assurance de ma parfaite considération.

Le Ministre de l'intérieur,

Vte DE MARTIGNAC.

Lettre de M. le Baron FEUTRIER, *préfet du département de Lot-et-Garonne.*

Agen, ce 21 juillet 1829.

MONSIEUR ;

Mes occupations multipliées m'avaient obligé de retarder jusqu'à ce jour la lecture du traité que vous m'avez adressé sur la vaccine. J'ai lu cet écrit avec un véritable intérêt, il m'a paru contenir de précieuses observations.

Croyez, Monsieur, que je me ferai toujours un devoir de faciliter auprès des autorités locales la mission des vaccinateurs qui apporteraient dans les communes le préservatif dont vous décrivez si bien les heureux effets.

Votre ouvrage renfermant un plan d'organisation au sujet de la propagation de la vaccine, auquel la Société d'agriculture, sciences et arts d'Agen serait appelée à prendre part, j'adresse ce mémoire à cette société.

J'ai l'honneur d'être avec des sentimens distingués,

MONSIEUR,

Votre très-humble et très-obéissant serviteur,
le Conseiller-d'Etat, préfet,

Baron FEUTRIER.

SOCIÉTÉ D'AGRICULTURE SCIENCES ET ARTS
D'AGEN.

Séance du 26 janvier 1830.

EXTRAIT DU RAPPORT

Fait à la Société par M. Pons, *médecin, à Agen, sur le mémoire de M.* Nugue-Delille, *médecin à Aiguillon.*

. . . .
. . . .
. . . . « Après avoir analysé le travail de ce
» médecin, chapitre par chapitre, je dois lui payer un
» tribut d'éloges sur la manière dont il a traité l'his-
» toire de la vaccine. Cette partie de son opuscule est
» remplie de clarté et de bonnes choses. Au total, cet
» ouvrage émane d'un médecin instruit et ami de l'hu-
» manité.

» Vous avez entendu, Messieurs, les moyens que
» propose M. Nugue-Delille pour la propagation de
» la vaccine. Ce point le plus important de l'hygiène
» des peuples et trop négligé par les gouvernemens,
» n'a été considéré par le médecin, dont j'analyse

» l'ouvrage, que par rapport au département de Lot-
» et-Garonne. Il est vrai que chaque département
» pourrait suivre cet exemple ; mais M. Nugue n'a pas
» osé tout dire. Qu'il me soit permis, Messieurs, de
» vous communiquer en peu de mots mes idées sur ce
» sujet : elles sont le résultat d'une réflexion soutenue
» et comme un fragment d'un mémoire sur la propa-
» gation de la vaccine que je retrouve dans mes notes.

» En général les gouvernemens n'ont pas donné
» assez d'importance à la propagation de la vaccine.
» Aussitôt que cette méthode fut naturalisée en France,
» l'empressement des médecins, pour la répandre dans
» toutes les parties du monde, surpassa ce que les
» gouvernemens auraient pu faire. Cette circonstance
» honore beaucoup notre profession, surtout si l'on
» compte les exemples nombreux des médecins qui
» ont été victimes d'un dévoûment désintéressé au
» milieu d'épidémies meurtrières. Le royaume de Wur-
» temberg est le seul au monde où la vaccine ait été
» rendue obligatoire par une loi. Puisque j'ai prononcé
» ce mot, il n'y a que ce moyen d'éteindre la petite
» vérole. Il est même urgent qu'une loi sage appuie
» la vaccine de toute son influence ; car de tous côtés
» les *immobiles* et les ignorans livrent à cette méthode
» un combat de plus en plus acharné. Ajoutez-y l'in-
» fluence funeste des préjugés populaires et l'insou-
» ciance d'un grand nombre d'administrateurs pour
» une pratique qui n'a pour résultat que la conserva-
» tion de la santé, de la vie et de la beauté.

» Si nous étions encore aux premiers mois, aux
» premières années qui suivirent la découverte de la
» vaccine, il serait permis à certains esprits scepti-
» ques de raisonnablement douter de l'efficacité de
» ce moyen préservateur, jusqu'à ce qu'un grand
» nombre de faits et d'expériences leur fût acquis.
» Mais aujourd'hui, que trente ans d'observations ont
» invariablement fixé le pouvoir de cette pratique salu-
» taire, nous devons appeler *esprits faux* tous ceux
» qui la repoussent, et, certes, s'il y a quelque chose
» de vrai et de prouvé en médecine, c'est la vaccine.

  » Montrons aux hommes instruits l'ensemble des
» faits qui militent en faveur de cette découverte pré-
» cieuse : laissons-leur le soin d'en déduire les con-
» séquences naturelles ; présentons aux têtes froides ,
» à ces calculateurs du jour, le même travail en chif-
» fres : laissons-leur faire la balance ; mais à ces igno-
» rans à vue courte et basse, faisons-leur entendre le
» langage sans réplique d'une bonne loi ; car, osons le
» dire, inspirés par la noble indépendance d'une vraie
» philantropie, il est fort extraordinaire qu'on n'ose
» point forcer les hommes à se bien porter, quand on
» les oblige par d'autres lois et sans scrupule à se faire
» tuer. La liberté individuelle doit sans doute être res-
» pectée, mais dans cette circonstance elle l'est trop.

  » Cette loi devrait être basée sur ce point principal :
» que les pères et mères devraient , dans l'année de la
» naissance de leurs enfans, déposer à la mairie, sous
» des peines prévues par les législateurs, un certificat

» de vaccination. Il ne m'appartient pas de descendre
» dans plus de détails ». . . . .
. . . .

Après avoir fait son rapport, le docteur Pons propose à la société d'admettre M. *Nugue-Delille* au nombre
de ses membres correspondans; cette proposition est
adoptée à l'unanimité.

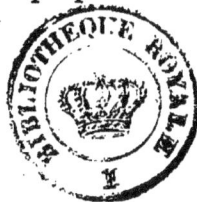